Test Relaties Abstracte ConcEpten TRACE

AF091299

Caroline de Sonneville
Evy Visch-Brink

Test Relaties Abstracte ConcEpten TRACE

Handleiding

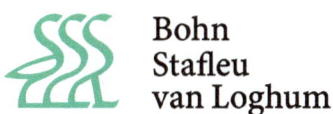
Bohn
Stafleu
van Loghum

Houten 2017

ISBN 978-90-368-1482-9   ISBN 978-90-368-1483-6 (eBook)
DOI 10.1007/978-90-368-1483-6

© Bohn Stafleu van Loghum, onderdeel van Springer Media BV 2017
Alle rechten voorbehouden. Niets uit deze uitgave mag worden verveelvoudigd, opgeslagen in een geautomatiseerd gegevensbestand, of openbaar gemaakt, in enige vorm of op enige wijze, hetzij elektronisch, mechanisch, door fotokopieën of opnamen, hetzij op enige andere manier, zonder voorafgaande schriftelijke toestemming van de uitgever.

Voor zover het maken van kopieën uit deze uitgave is toegestaan op grond van artikel 16b Auteurswet j° het Besluit van 20 juni 1974, Stb. 351, zoals gewijzigd bij het Besluit van 23 augustus 1985, Stb. 471 en artikel 17 Auteurswet, dient men de daarvoor wettelijk verschuldigde vergoedingen te voldoen aan de Stichting Reprorecht (Postbus 3060, 2130 KB Hoofddorp). Voor het overnemen van (een) gedeelte(n) uit deze uitgave in bloemlezingen, readers en andere compilatiewerken (artikel 16 Auteurswet) dient men zich tot de uitgever te wenden.

Samensteller(s) en uitgever zijn zich volledig bewust van hun taak een betrouwbare uitgave te verzorgen. Niettemin kunnen zij geen aansprakelijkheid aanvaarden voor drukfouten en andere onjuistheden die eventueel in deze uitgave voorkomen.

NUR 776
Basisontwerp omslag: Studio Bassa, Culemborg
Automatische opmaak: Scientific Publishing Services (P) Ltd., Chennai, India

Bohn Stafleu van Loghum
Het Spoor 2
Postbus 246
3990 GA Houten

www.bsl.nl

Inleiding

De TRACE, Test Relaties Abstracte ConcEpten, is een test die gebruikt wordt om bij een patiënt met hersenletsel stoornissen in het begrijpen van abstracte begrippen vast te stellen.

Het unieke van de TRACE is dat de test verbale semantische stoornissen kan detecteren bij patiënten die op een begripstest met concrete woorden een goed resultaat behalen. De abstracte begrippen verschillen van concrete woorden in de mate van voorstelbaarheid en de mate van frequentie. De afnameduur varieert van 15 tot 30 minuten; de onderzoeker heeft dus in korte tijd een goed beeld van het semantische onderscheidingsvermogen op woordniveau van de patiënt. Gezien de moeilijkheidsgraad heeft de TRACE een toegevoegde waarde voor het gebruikelijke Nederlandse testonderzoek op het gebied van taalbegrip. Bij de meeste Nederlandse taalbegripstesten worden alleen concrete woorden gebruikt. De klachten die patiënten met neurologisch letsel vaak hebben over bijvoorbeeld het slechte begrip van krantenartikelen, kunnen met de TRACE geobjectiveerd worden. Er zijn in Nederland weinig taalbegripstesten met abstracte woorden. De testen die er zijn, worden beschreven in ▶ par. 1.2. Het verschil met de TRACE is dat de woorden in deze testen minder uniform zijn qua mate van abstractheid. Bovendien is de TRACE, in tegenstelling tot andere testen, genormeerd bij patiëntengroepen met een neurologische aandoening: patiënten met een afasie ten gevolge van een beroerte en patiënten met de ziekte van Alzheimer.

Inhoud

1	**Theoretische achtergrond**	1
1.1	**Semantische verwerking van abstracte en concrete woorden**	2
1.2	**Relatie met andere tests**	3
1.3	**Testconstructie**	4
1.3.1	Meetpretentie	4
1.3.2	Operationalisatie theoretische achtergrond	4
1.3.3	Itemselectie en itemconstructie	5
2	**Psychometrisch onderzoek**	7
2.1	**Beschrijving van de onderzoeksgroepen**	8
2.1.1	Afatici	8
2.1.2	Patiënten met de ziekte van Alzheimer	8
2.1.3	Gezonde controles	9
2.1.4	Vergelijking van de onderzoeksgroepen	10
2.2	**Betrouwbaarheid**	10
2.2.1	Interne consistentie	10
2.2.2	Test-hertestbetrouwbaarheid	11
2.3	**Begripsvaliditeit**	11
2.3.1	Scoreverdeling in de drie onderzoeksgroepen	11
2.3.2	Relatie TRACE-scores met demografische variabelen	12
2.3.3	Relatie TRACE-scores met scores op andere tests	14
2.3.4	Onderscheid tussen afatici, AD-patiënten en gezonden	17
2.4	**Criteriumvaliditeit**	18
2.5	**Kritiek verschil**	19
2.6	**Normering**	20
3	**Gebruik van de test**	23
3.1	**Beschrijving van de test**	24
3.1.1	Doel van de test	24
3.1.2	Doelgroep	24
3.1.3	Testmateriaal	25
3.1.4	Vereiste deskundigheid	25
3.2	**Testafname**	25
3.2.1	Voorbereiding	25
3.2.2	Opstarten van het onderzoek met de patiënt	26
3.2.3	Testinstructies tijdens de test	26
3.3	**Scoring en interpretatie**	26
3.4	**Casuïstiek**	27
	Bijlagen	29
	Bijlage A – Normtabellen	30
	Bijlage B – Scoreverdeling items TRACE	38
	Bijlage C – Frequentieverdeling in de groep afatici en de groep gezonden	39
	Literatuur	41

Theoretische achtergrond

1.1 Semantische verwerking van abstracte en concrete woorden – 2

1.2 Relatie met andere tests – 3

1.3 Testconstructie – 4
1.3.1 Meetpretentie – 4
1.3.2 Operationalisatie theoretische achtergrond – 4
1.3.3 Itemselectie en itemconstructie – 5

© Bohn Stafleu van Loghum, onderdeel van Springer Media BV 2017
C. de Sonneville, E. Visch-Brink, *Test Relaties Abstracte ConcEpten TRACE*,
DOI 10.1007/978-90-368-1483-6_1

1.1 Semantische verwerking van abstracte en concrete woorden

In taalverwerkingsmodellen neemt het semantische systeem een centrale plaats in. De fonematische en grafematische inputkanalen vinden in dit systeem hun eindpunt, de interpretatie van gesproken en geschreven taal vindt er plaats. Het semantische systeem is daarnaast het vertrekpunt voor de productie van gesproken en geschreven taal: de fonematische en grafematische outputkanalen. Tijdens de taalverwerving en vervolgens via het voortdurend in aanraking komen met nieuwe voorwerpen en begrippen worden concepten gevormd die als basis dienen voor het semantische systeem. Het semantische systeem bestaat uit bundelingen van eigenschappen die bij specifieke woorden behoren. Via de kenmerken *oranje, eetbaar, rond, sappig, groeien in Valencia* etcetera wordt het begrip 'sinaasappel' opgeroepen, de richtingaanwijzer voor de bijpassende lexicale vorm (zie ook Levelt 1993).

De semantische complexiteit van een concept, dat wil zeggen het aantal semantische kenmerken van het concept, is een factor die de moeilijkheidsgraad van een woord kan bepalen bij de taalreceptie en/of -productie, evenals de voorstelbaarheid van een woord (Kemmerer en Tranel 2000). Abstracte woorden zijn laagvoorstelbaar en concrete woorden zijn hoogvoorstelbaar. Dit wordt het voorstelbaarheidseffect of concreetheidseffect genoemd. Concrete woorden zouden door hun visuele of sensomotorische representatie een rijkere representatiestructuur in het semantisch geheugen activeren dan abstracte woorden met hun voornamelijk functionele kenmerken, en hierdoor makkelijker toegankelijk en makkelijker te onthouden zijn (Breedin et al. 1994; McCarthy en Warrington 1994). De betrokken modaliteiten bij het leren en het hanteren van een concept beïnvloeden de representatie van het concept. Het concept 'telefoon' bevat diverse soorten kenmerken, omdat men op verschillende manieren met het concept telefoon in aanraking komt (bijvoorbeeld visueel, auditief en kinesthetisch). Een abstract concept als 'vertrouwen' is mogelijk veel minder verspreid gerepresenteerd, omdat het nauwelijks perceptuele of motorische kenmerken bezit. Abstracte concepten worden voor het grootste deel geleerd binnen een talige context, namelijk door het gebruik in zinnen (proposities) en in relatie met andere veelal concrete woorden (Saffran en Sholl 1998). Deze propositionele representaties ontwikkelen zich op latere leeftijd dan de opslag van visuele en functionele eigenschappen.

De betekenis van abstracte woorden is dus voor een groot deel afhankelijk van de linguïstische context waarin het begrip is ingebed en kan hierdoor meer variëren dan de betekenis van concrete woorden. Vergelijk bijvoorbeeld de betekenis van een 'narcis' met die van 'fase': 'de fase van de maan, de fase van ontwikkeling' (zie Breedin et al. 1994). Aangenomen wordt dat concrete woorden in een meer categoriaal georganiseerd netwerk gerepresenteerd zijn en abstracte woorden in een meer associatief netwerk (Crutch en Warrington 2005). Dit associatieve netwerk biedt voor abstracte woorden voldoende flexibiliteit om zich in betekenis te voegen naar de context van de zin. Hoe abstracter het woord, hoe meer het is gerelateerd met associatieve (thematische of syntagmatische) informatie en hoe minder met semantische gelijksoortigheid (paradigmatische informatie) (Crutch en Warrington 2010).

Patiënten met een neurologische aandoening zijn over het algemeen beter in de verwerking van concrete dan van abstracte woorden. De voorstelbaarheid is vaak een voorspellende factor voor het benoemen (Nickels en Howard 1995; Kremin et al. 2003). Het omgekeerde komt echter ook voor, zoals gerapporteerd in casusbeschrijvingen. Een afatische patiënt met semantisch jargon behaalde bijvoorbeeld significant betere resultaten op meerdere benoemtaken voor abstracte dan voor concrete woorden (Marshall et al. 1996) en een patiënt met een semantische dementie beschreven door Breedin en collega's (Breedin et al. 1994) scoorde eveneens beter op abstracte dan concrete woorden in onder meer het matchen van woord en afbeelding, het geven van definities en synoniembeoordeling. Warrington en Shallice (1984) beschrijven vier patiënten met herpes simplex encephalitis, waarvan drie in een woorddefinitietaak het concreetheidseffect vertoonden, maar de vierde daarentegen een betere prestatie voor abstracte woorden liet zien. Het kernaspect van de semantische stoornis van patiënten met een omgekeerd concreetheidseffect kan een selectieve stoornis van de sensomotorische en/of visuele representatie zijn.

Concluderend is er bij patiënten met een neurologische aandoening een verschil in de verwerking van concrete en abstracte woorden. Dit is aangetoond bij verschillende taken: woordbegrip, benoemen, lezen, het beoordelen van synoniemen, lexicale decisie, woorddefinities en het matchen van woorden met een afbeelding. In de meeste gevallen betreft dit het concreetheidseffect. De TRACE is ontwikkeld als een instrument om de verwerking van abstracte woorden te onderzoeken. De resultaten kunnen vergeleken worden met de resultaten bij de reeds beschikbare tests waarmee het begrip voor concrete woorden onderzocht wordt.

1.2 Relatie met andere tests

Er bestaan nationaal en internationaal weinig tests waarmee het verwerken van abstracte woorden bij taalstoornissen vanwege neurologisch letsel onderzocht kan worden. In Nederland is hiervoor uitsluitend PALPA-taak 49 Laagvoorstelbaar (LV; Bastiaanse, Bosje en Visch-Brink 1996) beschikbaar. De resultaten van de TRACE zijn hiermee vergeleken (▶par. 2.3.3). Een van de verschillen tussen de TRACE en PALPA-taak 49 LV is dat bij de TRACE de woordfrequentie en de voorstelbaarheid systematischer verwerkt zijn. De items van PALPA-49 LV zijn weliswaar voor het grootste deel laagvoorstelbaar, maar vergeleken met de voorstelbaarheidsnormen van Van Loon-Vervoorn (1985), die bij de TRACE gehanteerd zijn, behalen ze een relatief hoge voorstelbaarheid. Zo hebben vijf van de vijftien stimuluswoorden in de items een voorstelbaarheidswaarde groter dan 4,0 op een 7-puntsschaal. Bij het ontwikkelen van de TRACE is een bovengrens van 3,5 aangehouden voor laag voorstelbare woorden. Het abstractieniveau van de TRACE is daardoor relatief hoog. De betekenis van de schaalwaarden wordt bij het bespreken van de itemconstructie voor de TRACE verder uitgewerkt (▶par. 1.3.3).

Een ander verschil tussen de TRACE en PALPA-49 LV is de relatie tussen het stimuluswoord en het correcte antwoord. Beide woorden in de PALPA-taak vertonen soms zo'n sterke verwantschap dat er bijna van synonymie gesproken kan worden. Voorbeelden hiervan zijn: *fraude-bedrog, lol-gein* en *oorzaak-reden*. Een voordeel van deze relatie is een zekere graad van evenwichtigheid in de mate van verwantschap door de items heen. Een nadeel hiervan is echter dat de relatie vaak zeer duidelijk is, waardoor de test mogelijk niet sensitief genoeg is om lichte semantische stoornissen op te sporen. Door te kiezen voor bredere associatiemogelijkheden, zoals in de TRACE is gedaan, verschilt de mate van verwantschap tussen de items, wat zorgt voor een betere verdeling. De TRACE bestaat daarnaast uit twee keer zoveel items als PALPA-49 LV, hetgeen de gevoeligheid ten goede komt.

Een andere PALPA-test waarmee inzicht verkregen kan worden in het begrijpen van abstracte woorden, is PALPA-48 Synoniembeoordeling. De testprocedure is echter anders dan bij de TRACE: de patiënt wordt in de PALPA-48 Synoniembeoordeling gevraagd met ja of nee aan te geven of twee woorden al of niet synoniem zijn.

1.3 Testconstructie

1.3.1 Meetpretentie

De TRACE is een test waarmee problemen met het begrijpen van abstracte woorden vastgesteld kunnen worden. De opgaven worden visueel aangeboden; de patiënt leest het kernwoord en de vier woorden waaraan het kernwoord al of niet gerelateerd kan worden en kiest het woord dat in betekenis het meest gerelateerd is aan het kernwoord. Deze procedure is analoog aan de Semantische Associatie Test (SAT, Visch-Brink et al. 2005), waarmee het begrijpen van concrete woorden getest wordt. De resultaten van de TRACE zullen vaak vergeleken worden met de resultaten van tests voor het begrijpen van concrete woorden. Gezien de geringe afnameduur kan de test afgenomen worden in alle stadia van herstel en/of achteruitgang van taalstoornissen bij een neurologische aandoening (zie ook ▶par. 3.1.2).

1.3.2 Operationalisatie theoretische achtergrond

Het design van de TRACE is gebaseerd op de internationaal meest frequent gebruikte manier om een semantische stoornis bij patiënten met een hersenaandoening vast te stellen: de patiënt wordt gevraagd om woorden met elkaar te associëren op basis van de betekenis, zie de Pyramids and Palm Trees Test (Howard en Patterson 1992). Dit design ligt eveneens ten grondslag aan de verbale Semantische Associatie Test (SAT-verbaal Visch-Brink et al. 2005), deze test heeft echter minder items en meer afleiders dan de Pyramids en Palm Trees Test. Een subset van de Semantische Associatie Test is opgenomen in de CAT-NL (Swinburn et al. 2004, Visch-Brink et al. 2014).

Net als in de SAT-verbaal, bestaat elk item in de TRACE uit een kernwoord, drie afleiders en een correct antwoord. De relatie tussen het kernwoord en het correcte antwoord is voor het merendeel van de items thematisch van aard. Twee afleiders zijn semantisch gerelateerd aan het correcte antwoord en één afleider is niet semantisch gerelateerd aan het kernwoord of het goede antwoord. In navolging van de Semantische Associatie Test bestaat de TRACE uit dertig items.

1.3.3 Itemselectie en itemconstructie

Bij het selecteren van de items voor de TRACE is rekening gehouden met een aantal factoren. De belangrijkste factor is de voorstelbaarheid van de woorden. Aangenomen wordt dat de mate van voorstelbaarheid ten grondslag ligt aan de mate van abstractheid van een woord (Paivio et al. 1968, in Van Loon-Vervoorn 1985). Voor de TRACE zijn alleen woorden geselecteerd met een lage voorstelbaarheid en dus een hoge mate van abstractheid (d.w.z. een voorstelbaarheidsscore <3,5 op een 7-puntsschaal, zie Van Loon-Vervoorn 1985). Ter beperking van een eventuele invloed van de (culturele) achtergrond van de proefpersonen op de mate waarin een woord voor hen voorstelbaar is, zijn de items verdeeld over diverse semantische categorieën. Geprobeerd is het gebruik van synoniemen te vermijden, gezien de sterke wijze waarop deze in het semantisch systeem aan elkaar gerelateerd zijn. Het was echter praktisch onvermijdelijk een aantal items op te nemen waarbij de relatie tussen kernwoord en correct antwoord richting synonymie gaat. Dit geldt onder meer voor de items: *moeite – doorzettingsvermogen, klacht – kritiek* en *foefje – tactiek*. Deze items zijn verspreid over de test opgenomen, om te voorkomen dat proefpersonen bij hierop volgende items op zoek gaan naar een relatie in de synoniemsfeer. Tot slot is rekening gehouden met de factoren 'verwervingsleeftijd', 'woordlengte' en 'woordfrequentie'. Woorden die in meerdere grammaticale klassen ondergebracht kunnen worden (die bijvoorbeeld als zelfstandig naamwoord en als werkwoord kunnen functioneren) werden uitgesloten.

De eerste set items (n = 57) werd door twintig gezonden beoordeeld. Zij groepeerden de mogelijke responsen per item volgens de mate van semantische verwantschap met het kernwoord. De afleiders en/of het correcte antwoord van enkele items werden hierna aangepast, bijvoorbeeld bij grote variatie in groepering door de deelnemers of na hun opmerkingen. Deze procedure werd daarna twee keer herhaald met andere proefpersonen. Vervolgens zijn 35 items met een hoge mate van overeenstemming in beoordeling geselecteerd. Bij deze selectie is geprobeerd om de semantische diversiteit van items te waarborgen en rekening te houden met de hierboven beschreven criteria voor woord- en itemselectie. De eerste versie van de TRACE is vervolgens afgenomen bij een groep patiënten met de ziekte van Alzheimer (AD-patiënten) en een groep gezonde ouderen. Na statistische analyses zijn vijf items verwijderd, zodat de TRACE in aantal items gelijk werd aan de SAT-verbaal. Het eerste item werd verwijderd op basis van een zeer laag percentage AD-patiënten dat het goede antwoord koos. Vervolgens zijn op basis van de resultaten van een factoranalyse in combinatie met de betrouwbaarheidsdata stapsgewijs nog vier items verwijderd.

Psychometrisch onderzoek

2.1	Beschrijving van de onderzoeksgroepen – 8	
2.1.1	Afatici – 8	
2.1.2	Patiënten met de ziekte van Alzheimer – 8	
2.1.3	Gezonde controles – 9	
2.1.4	Vergelijking van de onderzoeksgroepen – 10	
2.2	Betrouwbaarheid – 10	
2.2.1	Interne consistentie – 10	
2.2.2	Test-hertestbetrouwbaarheid – 11	
2.3	Begripsvaliditeit – 11	
2.3.1	Scoreverdeling in de drie onderzoeksgroepen – 11	
2.3.2	Relatie TRACE-scores met demografische variabelen – 12	
2.3.3	Relatie TRACE-scores met scores op andere tests – 14	
2.3.4	Onderscheid tussen afatici, AD-patiënten en gezonden – 17	
2.4	Criteriumvaliditeit – 18	
2.5	Kritiek verschil – 19	
2.6	Normering – 20	

© Bohn Stafleu van Loghum, onderdeel van Springer Media BV 2017
C. de Sonneville, E. Visch-Brink, *Test Relaties Abstracte ConcEpten TRACE*,
DOI 10.1007/978-90-368-1483-6_2

De betrouwbaarheid en validiteit van de TRACE zijn geëvalueerd bij afasiepatiënten (n = 59), patiënten met de ziekte van Alzheimer (n = 23) en gezonde controles (n = 164).

2.1 Beschrijving van de onderzoeksgroepen

2.1.1 Afatici

De groep afatici bestond uit 59 personen met een afasie ten gevolge van een CVA. Bij 25 patiënten betrof het zeker een CVA in de linkerhemisfeer, bij 31 patiënten was dit waarschijnlijk het geval. Drie patiënten hadden zeker een afasie vanwege een CVA in de rechterhemisfeer. Het merendeel van de afatici (n = 45) werd geselecteerd door logopedisten werkzaam in verschillende afasiecentra (Apeldoorn, Blerick, Capelle aan den IJssel, Rotterdam Lombardije, Tilburg en Venlo) en in verpleeghuis Lindendael te Hoorn. Dertien patiënten werden geworven via een oproep in *De Praatkrant* en één patiënt werd aangemeld via logopediepraktijk De Linie. Inclusiecriteria voor de afatische groep waren: (1) afasie door een logopedist gediagnosticeerd; (2) etiologie CVA; (3) voldoende beheersing van de Nederlandse taal; (4) visus en gehoor voldoende. Bij alle patiënten werd de Token Test (verkorte versie, Renzi & Faglioni 1978) afgenomen om de ernst van de afasie te bepalen.

Oorspronkelijk werden 68 personen volledig getest voor inclusie in de groep afatici. Negen personen kwamen toch niet in aanmerking voor inclusie: acht vanwege een afwijkende etiologie (zoals een hersenstaminfarct of een trauma) en één patiënt vanwege twijfel over de aanwezigheid van een afasie. Dertien van de 59 uiteindelijk geïncludeerde patiënten (22 %) hadden in het jaar voor de testafname een CVA gehad, twintig patiënten (34 %) een tot vijf jaar geleden en de overige 26 patiënten (44 %) hadden ten minste vijf jaar geleden een CVA gehad. Aangezien in eerder onderzoek gebleken is dat het type afasie niet samenhangt met de semantische verwerking (Visch-Brink et al. 2005), is dit aspect in de verdere analyses buiten beschouwing gelaten.

De demografische gegevens van de groep afatici staan vermeld in ◘ tab. 2.1. Het opleidingsniveau werd ingedeeld in drie categorieën: laag – middel – hoog (Nationaal Kompas Volksgezondheid 2014). Het betreft hier de hoogst afgeronde opleiding. Het eerste opleidingsniveau is gedefinieerd als alleen lager onderwijs, huishoudschool, lager beroepsonderwijs (lbo), middelbaar voortgezet onderwijs (mulo, mavo) en voorbereidend middelbaar beroepsonderwijs (vmbo). Het middelbare opleidingsniveau omvat havo/vwo en een middelbare beroepsopleiding (mbo). Het hoge opleidingsniveau bestaat uit een hogere beroepsopleiding (hbo) of wetenschappelijk onderwijs (wo).

2.1.2 Patiënten met de ziekte van Alzheimer

In totaal zijn 23 personen met de ziekte van Alzheimer (AD-patiënten) met de TRACE getest. Zij namen deel aan een onderzoek naar de verwerking van abstracte en concrete woorden (Koedoot 2006). De patiënten waren ten tijde van het onderzoek woonachtig in verpleeghuis Frankeland of bezoeker van de

2.1 · Beschrijving van de onderzoeksgroepen

Tabel 2.1 Demografische gegevens van de onderzoeksgroep.

	afatici (n = 59)	AD-patiënten (n = 23)	gezonde controlegroep, totaal (n = 164)	gezonde controlegroep voor AD-patiënten (n = 23)
	gemiddelde (sd)	gemiddelde (sd)	gemiddelde (sd)	gemiddelde (sd)
leeftijd (jaren)	63,9 (13,4)	83,5 (4,6)	62,6 (20,3)	81,7 (7,9)
	Aantal (%)	Aantal (%)	Aantal (%)	Aantal (%)
geslacht				
– man	36 (61 %)	1 (4 %)	56 (34 %)	1 (4 %)
– vrouw	23 (39 %)	22 (96 %)	108 (66 %)	22 (96 %)
opleiding				
– laag	37 (63 %)	16 (70 %)	82 (50 %)	20 (87 %)
– middel	10 (17 %)	4 (17 %)	31 (19 %)	2 (9 %)
– hoog	10 (17 %)	1 (4 %)	46 (28 %)	1 (4 %)
– niet bekend	2 (3 %)	2 (9 %)	5 (3 %)	–

dagbehandeling voor psychogeriatrische cliënten aldaar. De ernst van de dementie werd bepaald aan de hand van afname van de Nederlandse versie van de Mini-Mental State Examination (MMSE: Folstein et al. 1975). Patiënten met een MMSE-score van 14–24 (mild en matig cognitief deficit) kwamen in aanmerking voor deelname. Twee patiënten met een hogere MMSE-score (duidend op een lichte dementie) waarbij de diagnose de ziekte van Alzheimer eerder gesteld was, werden ook geïncludeerd. Overige inclusiecriteria betroffen: (1) intacte lexicale leesvaardigheden; (2) voldoende beheersing van de Nederlandse taal; (3) visus en gehoor voldoende; en (4) een algemene toestand en motivatie die voldoende zijn om het onderzoek in twee delen uit te kunnen voeren. Zie tab. 2.1 voor de demografische gegevens van de groep AD-patiënten.

2.1.3 Gezonde controles

De controlegroep bestond uit 164 volwassen personen zonder hersenbeschadiging. Ongeveer driekwart van deze groep werd geworven via het netwerk van aan het onderzoek meewerkende logopediestudenten, het overige deel via het netwerk van de onderzoekers. Voorafgaand aan deelname werd bij de gezonde controles een vragenlijst afgenomen waarin onder meer gevraagd werd naar de gezondheid, eventuele neurologische problematiek in de voorgeschiedenis, visus, gehoor en vergeetachtigheid/geheugenverlies van de deelnemer.

De scores van de afatische groep werden vergeleken met de scores van de totale groep gezonde controles (n = 164). Voor de AD-patiënten werden de scores van een deel van deze groep vergeleken: hiervoor werden de gegevens van 23 gezonde ouderen gebruikt. Deze gegevens werden verzameld in het kader van het hierboven genoemde onderzoek naar de semantische verwerking van abstracte woorden bij AD-patiënten (Koedoot 2006). Deze subgroep was gematcht op leeftijd en geslacht. ▫Tabel 2.1 beschrijft de demografische gegevens van de totale controlegroep, en van de controlegroep voor AD-patiënten.

2.1.4 Vergelijking van de onderzoeksgroepen

De groep afatici en de groep gezonde controles (n = 164) verschillen niet significant in leeftijd ($p = .58$) en in de verdeling van het opleidingsniveau ($p = .17$). De man-vrouw verdeling verschilt wel, met meer mannen in de groep afatici ($p < .0001$). Aangezien de variabele geslacht niet van invloed is op de TRACE-scores in de groep afatici (zie ▶par. 2.3.2) is deze scheve verdeling niet relevant voor de interpretatie van resultaten.

Vergelijking van de demografische gegevens van AD-patiënten en gezonde controles (n = 23) toont dat de man-vrouwverdeling in beide groepen gelijk is en dat de groepen niet significant verschillen in leeftijd ($p = .34$) en opleidingsniveau ($p = .60$).

2.2 Betrouwbaarheid

2.2.1 Interne consistentie

Ter bepaling van de betrouwbaarheid van de TRACE werd bij de drie onderzoeksgroepen afzonderlijk de interne consistentie vastgesteld met behulp van Cronbachs alfa. Voor deze maat geldt dat de samenhang tussen de itemscores groter is naarmate de waarde dichter bij 1 ligt. Ook werd de gecorrigeerde item-totaalcorrelatie bepaald. Deze coëffciënt geeft inzicht in de bijdrage van een item aan de totaalscore. Een waarde van minimaal 0,20 wordt als voldoende aangemerkt; een lagere waarde indiceert dat een itemscore niet of nauwelijks verschilt tussen hoog- en laagpresteerders op de test en dat het item dus niet of nauwelijks bijdraagt aan de totaalscore. In de groep afasiepatiënten waarvoor individuele itemscores bekend waren (n = 42) werd een hoge waarde voor interne consistentie gevonden (Cronbachs alfa = 0,79). De gemiddelde gecorrigeerde item-totaalcorrelatie bedraagt 0,30, wat voldoende is.

Cronbachs alfa voor de groep AD-patiënten (n = 23) bedraagt 0,86. De gemiddelde gecorrigeerde item-totaalcorrelatie is 0,38.

Cronbachs alfa voor de groep gezonden (n = 164) bedraagt 0,84. De gemiddelde gecorrigeerde item-totaalcorrelatie is voldoende (0,36). Twee items behaalden een lage item-totaalcorrelatie: item 1 (*verblijf*: gecorrigeerde item-totaalcorrelatie = 0,18) en item 17 (*vakbond*: gecorrigeerde item-totaalcorrelatie = 0,10). De distributie van de scores voor item 1 gaf geen reden tot twijfel aan de validiteit van dit item. Nadere inspectie van item 17 (*vakbond*) liet zien dat een relatief hoog percentage (29 %) voor het semantisch verwante antwoord 'geschil' kiest. Uit eerder onderzoek (Koedoot 2006) kwam naar voren dat vooral jongeren voor dit antwoord kiezen. De relatie met leeftijd kwam in de huidige analyses, gebaseerd op de totale gezonde controlegroep, niet meer tot uiting. Het is voorstelbaar dat de scores op het item *vakbond* gevoelig zijn voor het actuele economische klimaat en dat de validiteit van item 17 hierdoor beperkt wordt.

2.2.2 Test-hertestbetrouwbaarheid

Voor het bepalen van de test-hertestbetrouwbaarheid werd de TRACE bij een groep van elf afasiepatiënten in de chronische fase (>1 jaar na de beroerte) in Afasiecentrum Noord-Limburg binnen een tijdsspanne van 3–6 weken (gemiddeld 4,1 weken) herhaald afgenomen. De samenhang tussen beide metingen (gemeten met behulp van zowel Pearsons product-momentcorrelatiecoëfficiënt als Spearmans rho) is hoog (Pearsons correlatie: $r = .80$, $p = .003$; Spearmans rho $= 0,83$, $p = .002$). Dit betekent dat de metingen over de tijd voldoende stabiel zijn. De gemiddelde groepsscores op het eerste en tweede meetmoment verschillen 1,5 punten (22,5 (sd 3,83) om 24,0 (sd 2,68)); een niet significant verschil ($p = .07$). De groep bevatte één uitbijter. Deze patiënt behaalde op de eerste meting een score van 18 punten en op de tweede meting een score van 23 punten.

2.3 Begripsvaliditeit

De kernvraag bij het onderzoeken van de validiteit van een test is: "Meet de test wat hij behoort te meten?" Begripsvaliditeit heeft betrekking op de mate waarin de test het onderliggende construct (in dit geval de semantische verwerking van abstracte woorden) meet en dus aan het testdoel beantwoordt.

2.3.1 Scoreverdeling in de drie onderzoeksgroepen

Een van de manieren om de begripsvaliditeit van een test te onderzoeken is kijken naar de scoreverdeling van de test. De TRACE-scoreverdeling per item voor zowel afatici, AD-patiënten als gezonden, gerangschikt op procent-goedscore, staat beschreven in bijlage B. De scoreverdeling laat geen items zien waarbij (bijna) alle personen het juiste antwoord kiezen. Er is dus geen sprake van een plafondeffect op itemniveau, wat wil zeggen dat de test geen items bevat die te makkelijk zouden zijn voor personen met een lichte semantische stoornis. Een laag percentage goedscore door gezonde proefpersonen (vloereffect) kan duiden op een te hoge moeilijkheidsgraad of het niet goed functioneren van een item. Bij vijf items is er mogelijk sprake van een vloereffect; minder dan zeventig procent van de gezonden kiest voor het juiste antwoord. Uit nadere inspectie van de scores in de gezonde groep blijkt dat bij vier van deze items (6, 20, 23 en 30) een samenhang met opleidingsniveau waarneembaar is: in de hoogste opleidingscategorie wordt beduidend hoger gescoord. Deze vier items zijn gemiddeld dus weliswaar moeilijker dan de overige items, maar hebben tegelijkertijd een belangrijke discriminerende waarde in het gebruik van de test bij hoger opgeleide patiënten. Alleen voor item 17 (*vakbond*) ligt het gemiddelde percentage gezonden dat voor het juiste antwoord kiest in alle opleidingscategorieën rond de 65 %. In de groep afatici heeft een hoger percentage respondenten voor het goede antwoord gekozen. De discrepantie tussen afatici en gezonde controles in scoreverdeling op dit item is niet direct te verklaren. In ▶ par. 2.2.1 werd de lage item-totaalcorrelatie voor item 17 al besproken.

2.3.2 Relatie TRACE-scores met demografische variabelen

Een andere manier om de begripsvaliditeit van een test te bekijken is door na te gaan of demografische factoren invloed hebben op de testscores. Onderzocht werd of de factoren geslacht, leeftijd en opleidingsniveau bijdragen aan de totstandkoming van de scores op de TRACE. Daartoe zijn de scores van mannen en vrouwen alsmede van groepen met verschillende opleidingsniveaus vergeleken binnen de drie onderzoeksgroepen (afatici, AD-patiënten, gezonden). Ook is de samenhang van de scores met leeftijd bepaald.

- **Geslacht**

Aangezien op de SAT-verbaal hogere scores voor mannen dan vrouwen gevonden worden (Visch-Brink et al. 2005), was de verwachting dat dit mogelijk ook zo zou zijn bij de TRACE-scores. In de groep afatici werd echter geen verschil gevonden in gemiddelde scores tussen mannen en vrouwen. Achteraf gezien zijn in de SAT-verbaal een aantal typisch 'mannelijke' items verwerkt, zoals gereedschap. Bij de TRACE is dit vermeden. Omdat de groep AD-patiënten uit 22 vrouwen en 1 man bestond, was het niet zinvol om de scores in deze onderzoeksgroep naar geslacht te vergelijken. In de groep gezonden scoorden mannen gemiddeld ongeveer 1,5 punten hoger dan vrouwen (□tab. 2.2). Dit verschil was statistisch niet significant ($p = .06$).

- **Leeftijd**

In onderzoek naar de validiteit van de SAT-verbaal werd geen relatie tussen leeftijd en SAT-score gevonden. Vanwege de hogere moeilijkheidsgraad van de TRACE werd echter verwacht dat op deze test een positieve samenhang tussen TRACE-scores en leeftijd aanwezig zou zijn. In de groep afatici werd inderdaad een lichte samenhang met leeftijd gevonden. De scores nemen af met oplopende leeftijd. Vanwege de relatief grote spreiding in scores leidt dit echter net niet tot statistische significantie (Pearsons $r = -0,17$, $p = .19$; Spearmans $rho = -0,25$, $p = .06$). In □tab. 2.2 is de variabele leeftijd ingedeeld in drie categorieën van een veel gehanteerde indeling van het CBS. Het verschil in TRACE-scores tussen deze categorieën is niet significant ($p = .07$).

In de groep AD-patiënten werd geen samenhang tussen TRACE-scores en leeftijd gevonden. Dit zou veroorzaakt kunnen worden door de geringe spreiding in leeftijd (75–92 jaar) in deze groep.

In de gezonde controlegroep werd een sterke samenhang gevonden tussen leeftijd en TRACE-scores (Pearsons $r = -0,50$, $p < .0001$; Spearmans $rho = -0,51$, $p < .0001$). Indeling in de drie categorieën laat een duidelijke afname zien in de gemiddelde score bij toenemende leeftijd. Ook de spreiding in scores neemt toe met toenemende leeftijd ($p < .0001$).

2.3 · Begripsvaliditeit

Tabel 2.2 TRACE-scores uitgesplitst naar onderzoeksgroep en demografische karakteristieken.

	afatici (n = 59)		AD-patiënten (n = 23)		gezonde controle-groep, totaal (n = 164)	
	n	gemiddelde (sd)	n	gemiddelde (sd)	n	gemiddelde (sd)
geslacht						
– man	36	20,2 (5,9)	1	9,0 (–)	56	24,8 (4,8)
– vrouw	23	19,4 (5,9)	22	17,5 (6,3)	108	23,4 (5,1)
leeftijd						
– ≤ 59 jaar	22	21,5 (5,9)	–		75	26,4 (3,2)
– 60–74 jaar	23	20,1 (5,1)	–		28	23,4 (4,9)
– ≥75 jaar	14	17,1 (6,2)	23	17,1 (6,4)	61	20,9 (5,2)
Opleiding						
– laag	37	18,5 (5,9)	16	16,1 (5,8)	82	21,5 (5,3)
– middel	10	19,8 (5,4)	4	23,3 (1,9)	31	24,6 (3,7)
– hoog	10	25,3 (3,2)	1	26,0 (0,0)	46	27,4 (2,7)
– niet bekend	2	19,5 (3,5)	–		–	

Opleidingsniveau

De verwachting was dat er in zowel de klinische groepen als de controlegroep een duidelijk effect van opleidingsniveau op de scores van de TRACE gevonden zou worden. Tabel 2.2 laat zien dat voor alle groepen de scores inderdaad toenemen met een hoger opleidingsniveau. In de groep afatici verschilden de gemiddelde scores significant per opleidingscategorie ($p = .003$). In de groep AD-patiënten verschilden de scores per opleidingscategorie eveneens. Vanwege de geringe spreiding in opleidingsniveau in deze groep is verder onderscheid naar opleidingsniveau echter niet zinvol. In de controlegroep werd een groot verschil in scores tussen de opleidingsniveaus gevonden ($p < .0001$). In de groep gezonden werd een multiple lineaire regressieanalyse uitgevoerd om na te gaan in welke mate de variabelen 'leeftijd' en 'opleidingsniveau' bijdragen aan de TRACE-score. De afhankelijke variabele was de score op de TRACE en de onafhankelijke variabelen waren 'leeftijd' en 'opleidingsniveau'. Geslacht werd niet als variabele meegenomen, omdat deze variabele niet significant samenhangt met de TRACE-score. Gecorrigeerd voor leeftijd is de gemiddelde score van middelbaar opgeleiden ongeveer 2 punten lager vergeleken met de score van hoogopgeleiden ($B = -1,9$; $p = .055$) en die van laag opgeleiden ongeveer 3,5 punten ($B = -3,4$; $p = .001$). Gecorrigeerd voor opleidingsniveau neemt de gemiddelde score van een gezonde persoon bij elk jaar met 0,1 punt af ($B = -0,08$, $p = .001$). De totale verklaarde variantie bedraagt 30 %.

De samenhang tussen TRACE-scores en de factoren leeftijd en opleidingsniveau impliceert dat bij de interpretatie van patiëntscores deze factoren in ogenschouw genomen moeten worden. Daarom zijn normtabellen opgesteld voor verschillende leeftijdscategorieën en opleidingsniveaus.

- **Time post onset**

In de groep afatici werd nagegaan wat de invloed van time post onset op de TRACE-score is. Hiertoe werd time post onset in drie categorieën ingedeeld: 0–1 jaar, 1–5 jaar, en 5 jaar of langer. Er werd geen verschil gevonden in gemiddelde TRACE-score tussen verschillende post onset-categorieën ($p = .76$).

- **MMSE**

In de groep AD-patiënten werd onderzocht of de scores op de TRACE samenhangen met de ernst van de dementie, gemeten met de MMSE. Er werd een matige correlatie gevonden (Pearsons $r = .59$, $p = .003$; Spearmans rho $= .58$, $p = .004$). Ernstige cognitieve problemen kunnen dus gereflecteerd worden door een slechtere semantische verwerking, zoals op basis van de theorie te verwachten is.

2.3.3 Relatie TRACE-scores met scores op andere tests

De begripsvaliditeit kan ook worden onderzocht door na te gaan hoe scores op de test waarvan men de begripsvaliditeit wil bepalen, samenhangen met scores op andere tests. Men onderscheidt hierbij twee vormen: convergente validiteit en discriminante validiteit. Bij het bepalen van de convergente validiteit vergelijkt men twee tests die hetzelfde begrip meten, bij onderzoek naar divergente validiteit vergelijkt men tests die niet hetzelfde begrip meten. Voor de TRACE werd onderzocht in hoeverre de scores op de TRACE samenhangen met de scores op andere taaltesten waarmee op theoretische gronden wel of geen relatie verwacht kan worden.

- **Convergente validiteit: PALPA-49 en SAT-verbaal**

Het onderdeel van PALPA-taak 49 waarmee de semantische woordassociatie van laagvoorstelbare woorden wordt onderzocht (PALPA-taak 49 LV) is de enige Nederlandse test met een doelstelling gelijkend op die van de TRACE. De beperkingen van deze test zijn besproken in ▶ par. 1.2. Ter bepaling van de convergente validiteit van de TRACE werd de samenhang bepaald tussen TRACE-scores en scores op PALPA-taak 49 LV en PALPA-taak 49 HV (Semantische woordassociatie van hoogvoorstelbare woorden). Ook werd de samenhang bepaald tussen scores op de TRACE en scores op de SAT-verbaal. Dit werd gedaan voor de totale onderzoeksgroep. De TRACE-scores correleren matig tot hoog met PALPA-49 LV, PALPA-49 HV en de SAT-verbaal (◻ tab. 2.3). Alle correlaties zijn significant ($p < .0001$). Deze resultaten bevestigen dat de TRACE in staat is om de semantische vaardigheden van een patiënt op woordniveau te meten en dat de test abstracte concepten goed representeert.

Teneinde de convergente validiteit van de TRACE verder te onderzoeken zijn de gemiddelde scores op de TRACE, SAT-verbaal en PALPA-49 LV onderling vergeleken.

2.3 · Begripsvaliditeit

Tabel 2.3 Correlaties tussen scores op de TRACE en op overige semantische taken.

	SAT-verbaal (n = 105)		PALPA-49 LV (n = 105)		PALPA-49 HV (n = 29)	
	Spearmans rho	Pearsons r	Spearmans rho	Pearsons r	Spearmans rho	Pearsons r
TRACE	0,64	0,72	0,70	0,75	0,68	0,75

Dit werd voor de onderzoeksgroepen apart gedaan. In ▸tab. 2.4 is te zien dat binnen de afatische groep en binnen de groep AD-patiënten lagere scores op de TRACE worden behaald dan op de SAT-verbaal ($p < .0001$ in beide groepen). Dit duidt erop dat patiënten meer moeite hebben met de semantische woordassociatie van laagvoorstelbare woorden dan hoogvoorstelbare woorden. Dit is in lijn met de verwachting en kan derhalve als een argument voor de begripsvaliditeit van de TRACE worden beschouwd. In de groep gezonde ouderen was het verschil ook significant ($p = .03$). De gemiddelde score op de TRACE was in vergelijking met de gemiddelde score op PALPA-taak 49 LV in alle onderzoeksgroepen eveneens significant lager ($p < .0001$).

De frequentieverdeling van de scores op de TRACE in vergelijking met die op de SAT-verbaal en PALPA-49 LV geeft specifiek inzicht in de mate waarin de TRACE in staat is om lichte semantische problemen op te sporen. Inspectie van de individuele scores in de patiëntengroepen liet zien dat er plafondeffecten zijn op de SAT-verbaal en op PALPA-49 LV; er zijn drie afatische patiënten met een 100 % goedscore op de SAT-verbaal en er is één patiënt met een 100 % goedscore op PALPA-49 LV. Op de TRACE werd geen plafondeffect gevonden. De maximaal behaalde score in de klinische groepen bedroeg 28 (▸tab. 2.4 en bijlage C).

Indien gekeken wordt naar de scoreverdeling in de patiëntengroepen ten opzichte van de cutoff-scores voor de SAT-verbaal en PALPA-49 LV, valt op dat het merendeel van de afatici (n = 33; 56 %) op de SAT-verbaal een score hoger dan de cutoff-score behaalt. Een score van 25 of lager op de SAT-verbaal is indicatief voor een afasie met een verbaal semantische stoornis (Visch-Brink et al. 2005). Voor PALPA-49 LV betreft het 14 patiënten (=24 %). Voor AD-patiënten is geen cutoff-score voor de SAT-verbaal beschikbaar. Uitgaande van de cutoff-score van 12 voor PALPA-49 LV scoren 2 van de 23 AD-patiënten als 'niet gestoord'. De spreiding van de TRACE-scores voor afasiepatiënten die boven de cutoff scoren op de SAT-verbaal of op PALPA-49 LV staat beschreven in ▸tab. 2.5. Alhoewel de standaarddeviaties van de TRACE-scores in deze subgroepen duidelijk kleiner zijn in vergelijking met de standaarddeviaties die in ▸tab. 2.4 staan vermeld voor de gehele groep afatici, is er nog een aanzienlijke spreiding in TRACE-scores waarneembaar in ▸tab. 2.5. Dit resultaat ondersteunt een van de doelstellingen van de TRACE, namelijk het discrimineren tussen patiënten met lichte semantische stoornissen.

- **Discriminante validiteit: AAT- Naspreken**

Teneinde de discriminante validiteit van de TRACE vast te stellen werd de samenhang tussen TRACE-scores en scores op het onderdeel Naspreken van de Akense Afasie Test (AAT, Graetz et al. 1992) bekeken. Het naspreken van woorden en

☐ **Tabel 2.4** Scores op de TRACE, SAT-verbaal en PALPA-49 LV/HV uitgesplitst naar onderzoeksgroep.

	TRACE			SAT-verbaal			PALPA-49 LV			PALPA-49 HV		
	n	gemiddelde (sd)	range	n	gemiddelde (sd)	range	n	gemiddelde (sd)	range	n	gemiddelde (sd)	range
afatici	59	19,9 (5,8)	5-28	59	24,7 (4,5)	7-30	59	10,2 (3,0)	1-15	29	12,4 (2,8)	4-15
AD-patiënten	23	17,1 (6,4)	5-28	23	22,5 (4,4)	11-28	23	9,3 (3,1)	3-15	NB	NB	NB
gezonde controlegroep, totaal	164	23,9 (5,0)	9-30	96[a]	27,8 (1,5)[a]	24-30[a]	40[a]	14,5 (0,8)[a]		40[a]	14,5 (0,8)[a]	
controlegroep voor AD-patiënten	23	24,3 (4,8)	15-30	23	26,8 (1,2)	24-29	23	12,4 (2,3)	7-15	NB	NB	NB

NB niet beschikbaar.
[a] Deze data zijn overgenomen uit de literatuur (Bastiaanse et al. 1995; Visch-Brink et al. 2005).

2.3 · Begripsvaliditeit

Tabel 2.5 TRACE-scores voor afatici die op de SAT-verbaal, PALPA-49 LV of Token Test niet uitvallen.

	n	gemiddelde (sd)	mediaan	range
SAT-verbaal > 25	33	22,4 (4,1)	23,0	13–28
PALPA-49 LV > 12	14	25,5 (2,6)	26,0	20–28
Token Test ≥ 25	22	22,3 (4,1)	22,5	15–28

zinnen doet in principe geen beroep op het semantisch systeem. Scores op dit onderdeel van de AAT zouden daarom niet met scores op de TRACE moeten samenhangen. Er werd inderdaad geen samenhang gevonden tussen de scores op de TRACE en AAT-Naspreken (n = 24) ($p > .05$).

- **Token Test**

Binnen de groep afatici werd nagegaan in hoeverre een verbaal semantische stoornis, gemeten met de TRACE, gerelateerd is aan de ernst van de afasie, zoals vastgesteld met de Token Test (verkorte vorm, Renzi en Faglioni 1978). Er werd een significante correlatie gevonden tussen de prestaties op de TRACE en de ernst van de afasie (n = 58) (Pearsons $r = .56$, $p < .0001$; Spearmans $rho = ,51$, $p < .0001$). Een meer ernstige afasie gaat samen met een slechtere verbale semantische verwerking. Deze relatie werd ook gevonden in onderzoek naar de SAT-verbaal.

Bij patiënten met een gediagnosticeerde afasie die volgens de Token Test een lichte afasie of geen afasie hebben (een TT-score van minimaal 25) is er sprake van een heel lichte taalstoornis, die voor een patiënt echter wel problemen in het dagelijks leven kan geven. De spreiding van de TRACE-scores voor deze groep afasiepatiënten (n = 22) staat beschreven in tab. 2.5. Ook deze spreiding is kleiner dan die van de TRACE-scores in de gehele groep afatische patiënten, maar groter dan de spreiding in scores op de SAT-verbaal. De gemiddelde en mediane score van deze patiëntengroep op de SAT-verbaal is 26 (sd 1,8) met een spreiding van scores tussen de 23 en 30. De grotere variatie die patiënten met een lichte taalstoornis laten zien in scores op de TRACE in vergelijking met scores op de SAT-verbaal ondersteunt de gevoeligheid van de TRACE bij het vaststellen van lichte semantische stoornissen.

2.3.4 Onderscheid tussen afatici, AD-patiënten en gezonden

Tabel 2.4 vermeldt de gemiddelde scores en de standaarddeviaties voor de drie onderzoeksgroepen. Opvallend is dat de TRACE-scores in de groep gezonden een grotere spreiding laten zien in vergelijking met de spreiding van de SAT-verbaal scores. Dit wordt veroorzaakt door de duidelijke samenhang tussen TRACE-scores en de variabelen 'leeftijd' en 'opleidingsniveau'. De laagst scorende gezonde controles (met een TRACE-score van 15 of lager) hadden allen alleen lager onderwijs of lbo genoten en het merendeel van deze personen viel in de hoogste leeftijdscategorie.

Zogenaamde 'known-group comparisons' geven inzicht in de mate waarin de TRACE in staat is om klinisch relevante groepen te onderscheiden. Hiertoe zijn de scores van de afatici, AD-patiënten en gezonde controles met elkaar vergeleken. De gemiddelde TRACE-score verschilde significant tussen de afatische patiënten en de gezonde controlegroep ($p < .0001$), evenals tussen de AD-patiënten en de gezonde controles ($p < .0001$). De scores in de patiëntengroepen waren, in lijn met de verwachting en als ondersteuning van de begripsvaliditeit van de TRACE, lager dan in de controlegroepen (◘ tab. 2.4). Het verschil tussen de groep afatici en de groep AD-patiënten was niet statistisch significant ($p = .07$).

2.4 Criteriumvaliditeit

De criteriumvaliditeit zegt iets over de mate waarin een test een voorspellende waarde heeft. Ter bepaling van de criteriumvaliditeit van de TRACE werd een ROC-analyse (Receiver Operating Curve-analyse) uitgevoerd. Met behulp van een ROC-analyse wordt het onderscheidend vermogen van een test onderzocht. Nagegaan werd in hoeverre er op basis van de TRACE-scores onderscheid gemaakt kan worden tussen gezonde personen en afatici of AD-patiënten. Bij verschillende afkapwaarden werd de sensitiviteit van de test (percentage terecht positieven, oftewel het percentage terecht als afatisch aangemerkte personen) en de specificiteit (het percentage terecht als niet-afatisch aangemerkte personen) bepaald. Het gebied onder de curve (AUC, Area Under the Curve) geeft aan hoe accuraat een test is. Hoe dichter de AUC-waarde bij 1 komt, des te sterker is het vermogen van de test om onderscheid te maken tussen personen met en zonder afasie.

In ◘ fig. 2.1 en 2.2 staan de ROC-curves voor het onderscheid gezonden versus afatici en gezonden versus AD-patiënten. De AUC voor gezonden versus afatici bedraagt 0,71. Bij een afkapwaarde van 27 bedraagt de sensitiviteit 90 % en de specificiteit 40 %. Dit houdt in dat 90 % van de afatici een TRACE-score lager dan 27 behaalt, maar dat tegelijkertijd bij deze afkapwaarde een groot aantal mensen (60 %) ten onrechte als afatisch wordt aangemerkt (de zogenaamde vals-positieven). Aangezien de TRACE niet bedoeld is om op zichzelf de aanwezigheid van een afasie vast te stellen, maar de waarde van de test veel meer ligt in de aanvullende diagnostiek van semantische problemen, zullen de vals-positieven bij nadere diagnostiek alsnog uitvallen. Uitgaande van een afkapwaarde van 25 stijgt de specificiteit naar iets boven de a-priorikans, namelijk 57 %. De sensitiviteit bedraagt dan 73 %.

De AUC van de ROC-curve voor het onderscheid gezonden versus AD-patiënten bedraagt 0,81. Bij een afkapwaarde van 27 is de sensitiviteit zeer hoog (96 %). De specificiteit is dan echter laag (44 %). De sensitiviteit is nog steeds hoog bij een afkapwaarde van 25, namelijk 87 %; de specificiteit is dan gestegen tot 60 %. Bij een afkapwaarde van 22 bedraagt zowel de sensitiviteit als de specificiteit 70 %. Vanwege de samenhang tussen TRACE-scores en leeftijd (in gezonden) en opleidingsniveau (in patiënten en gezonden) en de hiermee samenhangende overlap in scores tussen patiënten en gezonden, verdient de interpretatie van scores op basis van afkapwaarden niet de voorkeur en kunnen beter de normtabellen uit bijlage A gebruikt worden.

2.5 · Kritiek verschil

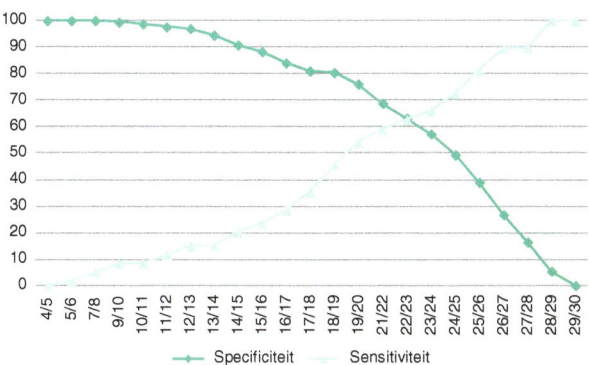

Figuur 2.1 ROC-curve afatici versus gezonden.

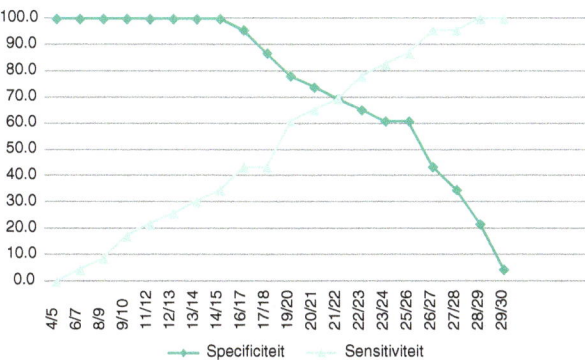

Figuur 2.2 ROC-curve AD-patiënten versus gezonden.

2.5 Kritiek verschil

Het 'kritiek verschil' is een criterium op basis waarvan een verschil in testscores op twee tijdstippen geïnterpreteerd kan worden als een daadwerkelijk verschil. Dit is bijvoorbeeld relevant om vooruitgang na therapie vast te kunnen stellen. Het gaat bij het kritiek verschil dus om een klinisch significant verschil tussen testscores.

Het kritieke verschil wordt berekend op basis van de verkregen waarden voor Cronbachs alfa (vgl. Allen en Yen 1979). De berekening verloopt als volgt:

$$\text{kritiek verschil} = Z \times SD \times \sqrt{(2 \times (1 - \text{betrouwbaarheid})}$$

Hierbij geldt: de Z-waarde is de waarde uit de normaalverdeling die past bij het gewenste significantieniveau. Bij een significantieniveau van $\alpha = 0{,}05$ geldt $Z = 1{,}96$ en bij een significantieniveau van $\alpha = 0{,}10$ geldt $Z = 1{,}64$. SD is de standaardafwijking (d.w.z. de standaarddeviatie van de steekproef) en de betrouwbaarheid is de waarde van Cronbachs alfa.

Uitgaande van een significantieniveau van $\alpha = .10$ bedraagt het kritieke verschil voor afatici 6 punten en voor AD-patiënten 5,5 punten. Aangezien het niet mogelijk is om een halve punt te scoren op de TRACE, kan voor beide groepen een verschil in score van 6 of meer punten geïnterpreteerd worden als een daadwerkelijke verandering in de semantische vaardigheden op woordniveau van een patiënt. Wanneer uitgegaan wordt van een significantieniveau van $\alpha = .05$ (oftewel strenger getoetst wordt) bedraagt het kritieke verschil respectievelijk 7,5 (afatici) en 6,5 punten (AD-patiënten).

2.6 Normering

Zoals eerder beschreven zijn zowel leeftijd als opleidingsniveau significant gecorreleerd aan de TRACE-scores van gezonde personen. Binnen de patiëntengroepen is de invloed van leeftijd niet duidelijk aanwezig; de invloed van opleidingsniveau wel. ◘Tabel 2.6 en 2.7 vermelden voor de patiëntengroepen de gemiddelde en mediane scores, uitgesplitst naar opleidingscategorie.

De kenmerken van de scores van de gezonde steekproef, uitgesplitst naar leeftijdscategorie en opleidingsniveau, staan vermeld in ◘tab. 2.8 en 2.9.

Om de testuitslag van een patiënt te kunnen vergelijken met die van personen zonder hersenbeschadiging, dient de ruwe score gecorrigeerd te worden voor leeftijd en opleidingsniveau. De betekenis van de standaardscore die zo verkregen wordt, kan geïnterpreteerd worden aan de hand van vaste kenmerken van standaardscores. Aan de hand van de tabellen in bijlage A kan een ruwe score op de TRACE omgerekend worden naar een zogenoemde stanine-score ('standard nine' score). Een overzicht met kenmerken van de stanine-score is te vinden in ◘tab. 2.10. Om de interpretatie van scores te vergemakkelijken, wordt in bijlage A niet de stanine-score weergegeven die hoort bij een specifieke ruwe score, maar is ervoor gekozen om de interpretatie van deze score direct te vermelden. Vanwege de onbetrouwbaarheid aan de schaaluiteinden die door toevalsfluctuaties kunnen optreden, zijn de onderste en bovenste klassen daarbij samengevoegd.

2.6 · Normering

Tabel 2.6 Scores afatici uitgesplitst naar opleidingsniveau.

opleidingsniveau	N	gemiddelde (sd)	mediaan	range
laag	37	18,5 (5,8)	19,0	5–28
middel	10	19,8 (5,4)	19,5	10–28
hoog	10	25,3 (3,2)	26,0	18–28

Tabel 2.7 Scores AD-patiënten uitgesplitst naar opleidingsniveau.

opleidingsniveau	N	gemiddelde (sd)	mediaan	range
laag	16	16,1 (5,8)	16,5	5–28
middel	4	23,3 (1,9)	22,5	22–26
hoog	1	26,0 (–)	–	–

Tabel 2.8 Scores gezonde controles uitgesplitst naar leeftijdscategorie.

leeftijd	N	gemiddelde (sd)	mediaan	range
≤59 jaar	75	26,5 (3,2)	27,0	10–30
60–74 jaar	28	23,4 (4,9)	24,5	14–29
≥75 jaar	61	20,9 (5,2)	21,0	9–30

Tabel 2.9 Scores gezonde controles uitgesplitst naar opleidingsniveau.

opleidingsniveau	N	gemiddelde (sd)	mediaan	range
laag	83	21,5 (5,3)	22,5	9–30
middel	31	24,6 (3,7)	25,0	16–30
hoog	46	27,4 (2,7)	28,0	16–30

Tabel 2.10 Interpretatie stanine-scores.

stanine	klassengrootte	interpretatie
1	4 %	zeer laag
2	7 %	laag
3	12 %	benedengemiddeld
4	17 %	gemiddeld
5	20 %	gemiddeld
6	17 %	gemiddeld
7	12 %	bovengemiddeld
8	7 %	hoog
9	4 %	zeer hoog

Gebruik van de test

3.1 Beschrijving van de test – 24
3.1.1 Doel van de test – 24
3.1.2 Doelgroep – 24
3.1.3 Testmateriaal – 25
3.1.4 Vereiste deskundigheid – 25

3.2 Testafname – 25
3.2.1 Voorbereiding – 25
3.2.2 Opstarten van het onderzoek met de patiënt – 26
3.2.3 Testinstructies tijdens de test – 26

3.3 Scoring en interpretatie – 26

3.4 Casuïstiek – 27

© Bohn Stafleu van Loghum, onderdeel van Springer Media BV 2017
C. de Sonneville, E. Visch-Brink, *Test Relaties Abstracte ConcEpten TRACE*,
DOI 10.1007/978-90-368-1483-6_3

3.1 Beschrijving van de test

3.1.1 Doel van de test

De TRACE is een test voor het vaststellen van verbale semantische stoornissen. De test kan worden afgenomen bij patiënten met milde taalstoornissen om klachten over het taalbegrip te objectiveren. Dit kunnen patiënten zijn die op andere testen, zoals de ScreeLing (Visch-Brink et al. 2010) en/of de Semantische Associatie Test (Visch-Brink et al. 2005), goede resultaten behalen, maar toch klagen over begripsstoornissen. In deze zin is de test een aanvulling op het gangbare testinstrumentarium, en met name op de Semantische Associatie Test (SAT). Met de Semantische Associatie Test en de TRACE is het meten van stoornissen in de semantische verwerking op woordniveau door middel van een woordassociatietaak compleet. Als de resultaten aansluiten bij de klachten van de patiënt over de taalverwerking kan de therapie hierop gericht worden. De TRACE kan diagnostisch gehanteerd worden en als evaluatietest om het verloop van de stoornis en/of een therapie-effect vast te stellen.

3.1.2 Doelgroep

De TRACE kan een bijdrage leveren aan de diagnostiek bij verschillende patiëntengroepen. De TRACE zal het meest frequent worden gehanteerd bij patiënten met een afasie ten gevolge van een beroerte. Bij patiënten met een milde taalstoornis na een beroerte en een redelijke score op een benoemtest, maar wel met vertragingen, kan het testresultaat op de TRACE de anamnestische klachten bevestigen, zoals klachten over woordvinding en het niet goed kunnen begrijpen van complexe krantenartikelen. Het begrijpen van abstracte woorden versus concrete woorden kan ook selectief gestoord zijn; in enkele gevallen kan het voorkomen dat abstracte woorden beter herkend worden dan concrete woorden. Meestal worden abstracte woorden echter slechter begrepen dan concrete woorden. In de chronische fase is de test een maat voor het herstel, al of niet ten gevolge van therapie.

Bij de ziekte van Alzheimer, die in de eerste jaren gekenmerkt wordt door woordvindingsproblemen vanwege een semantische stoornis, kan de TRACE als een eerste indicator van een taalstoornis fungeren.

Bij degeneratieve ziekten waarbij aanvankelijk een prominente taalstoornis optreedt, kan de TRACE functioneren als een diagnostisch criterium bij het onderscheid in subtypen (semantische dementie met een relatief slechte score versus primaire niet-vloeiende afasie met een relatief goede score).

Uiteraard is bij neurologische aandoeningen het afnemen van een benoemtest, zoals de Boston Naming Test (Kaplan et al. 1983), SAT Benoemen (Visch-Brink et al. 2005) of de CAT-NL benoemen (Visch-Brink et al. 2014) een eerste vereiste om woordvindproblemen vast te stellen. De foutenanalyse bij een benoemtest geeft een indicatie voor de onderliggende stoornis. Bij semantische parafasieën, recurring utterances, 'no answers' of neologismen kan gedetailleerd onderzoek plaatsvinden naar het gestoorde linguïstische niveau.

De verzamelde normgegevens betreffen patiënten met een afasie ten gevolge van een beroerte, en er zijn enige normgegevens van patiënten met de ziekte van Alzheimer. Normgegevens van patiënten met andere neurologische aandoeningen die de taalverwerking kunnen beïnvloeden, ontbreken nog. Uiteraard kan afname van de test bij deze patiënten, bijvoorbeeld met een taalstoornis vanwege een trauma of een hersentumor, zeker zinvol zijn.

3.1.3 Testmateriaal

De TRACE bestaat uit een handleiding, testmateriaal en een scoreformulier. De test zelf bestaat uit twee oefenitems en dertig items. Elk item bevat een kernwoord met vier woorden daar omheen gegroepeerd. Twee daarvan zijn de afleiders die net als het correcte antwoord semantisch gerelateerd zijn aan het kernwoord, maar in mindere mate. Het vierde woord heeft nauwelijks of geen semantische relatie met het kernwoord. Aan de patiënt wordt gevraagd aan welk woord het kernwoord op basis van de betekenis het meest gerelateerd is.

3.1.4 Vereiste deskundigheid

De TRACE wordt in principe afgenomen door een logopedist of klinisch linguïst, maar ook professionals uit andere disciplines met affiniteit voor afasie en taal, zoals neuropsychologen, klinisch psychologen of neurologen kunnen met de test werken. Enige toelichting van een logopedist of klinisch linguïst is dan raadzaam, bijvoorbeeld over de wijze van afname, de snelheid van presenteren en de inschatting van het leesniveau van de patiënt.

3.2 Testafname

De afnametijd van de TRACE varieert van vijftien tot dertig minuten.

3.2.1 Voorbereiding

Allereerst bestudeert de testafnemer de testinstructies van de TRACE. Daarbij bekijkt men goed hoe het scoreformulier en het testmateriaal zijn opgebouwd en of men de procedure begrijpt.

Voor de start van de afname legt men het volgende klaar:
- deTRACE-testmap;
- het scoreformulier;
- een pen of een potlood.

Men vult op de eerste pagina van het scoreformulier de persoonsgegevens van de patiënt in. Als informatie bekend is over eventuele bijkomende stoornissen, dan schrijft men deze informatie ook op, evenals andere bijzonderheden over de situatie waarin de patiënt verkeert.

3.2.2 Opstarten van het onderzoek met de patiënt

Zorg ervoor dat de patiënt zijn/haar eventuele bril of gehoorapparaat meeneemt naar de testlocatie.

Leg de patiënt uit dat met behulp van de TRACE het begrijpen van abstracte woorden wordt onderzocht: woorden die niet zo vaak voorkomen en waarbij goed over de betekenis moet worden nagedacht.

Vertel de patiënt dat hij/zij het kernwoord en de mogelijke antwoorden moet lezen en daarna het correcte antwoord moet aanwijzen. Praten (dat wil zeggen, hardop lezen) mag wel, maar hoeft niet. NB Fouten in het hardop lezen kunnen voor verwarring zorgen.

De patiënt kan het best recht tegenover de onderzoeker zitten. Dit vergemakkelijkt de testafname.

Leg de TRACE recht voor de patiënt neer. Als er sprake is van hemianopsie of verwaarlozing, houd hier dan rekening mee en plaats de TRACE meer naar links of rechts. Houd zelf het scoreformulier en zorg dat de patiënt zo weinig mogelijk kan volgen wat er gescoord wordt.

3.2.3 Testinstructies tijdens de test

De instructies aan de patiënt luidt als volgt:

'In het midden van de bladzijde staat een woord (testafnemer wijst het woord aan en leest het voor). Er staan vier woorden omheen. Welk woord past hier het best bij (testafnemer wijst de woorden eromheen aan en leest deze voor)? Let op de betekenis.'

Of: 'Wat hoort er bij ... ?' (woord in het midden van de bladzij aanwijzen en voorlezen) Wijs vervolgens de woorden eromheen aan en lees ze voor. 'Let op de betekenis.'

De oefenitems mogen uitvoerig besproken worden. Als de patiënt het goede woord kiest, vertel dan waarom dat zo is. Bij het eerste item zegt men bijvoorbeeld: 'Ja, goed zo! *reclame* hoort in betekenis het best bij *advertentie. Aanbieding* en *product* kunnen ook maar passen minder goed. U moet de woorden allemaal goed lezen met elkaar vergelijken en steeds het woord kiezen, dat het beste bij het kernwoord past. Er is ook altijd een woord dat niets te maken heeft met het kernwoord, zoals hier bijvoorbeeld *grenspost*. Daaraan kunt u zien dat u dat niet moet kiezen. Dat woord heeft helemaal niets te maken met *advertentie*.'

Als de patient niet het goede woord kiest, vertel dan waarom dat niet goed is en vraag of hij/zij het nog eens wil proberen. Geef voortdurend uitleg. Vraag na de uitleg nogmaals of de patient het goede woord wil aanwijzen.

3.3 Scoring en interpretatie

Noteer altijd de reactie van de patiënt. De gegeven reactie kan per item onderstreept of omcirkeld worden. Het kan voor therapiedoeleinden van belang zijn om de aard van de fouten te weten. Uiteraard vindt het optellen van de scores plaats na de afname. Geef daarbij steeds een goed- of foutscore, dus 1 punt voor een goed antwoord en 0 punten voor een fout antwoord. Noteer de goedscore, dat wil zeggen het totaal aantal goede antwoorden (met een maximum van 30) op de daarvoor bestemde plek op het scoreformulier. Noteer ook het aantal foute antwoorden. Maak daarbij onderscheid tussen de semantisch verwante foute antwoorden (het aantal antwoorden in de kolommen 'Semantisch verwant 2' en 'Semantisch verwant 3'), de ongerelateerde foute antwoorden en eventuele overige fouten. Noteer de foutscores op de daarvoor bestemde plekken op het scoreformulier.

Voor de TRACE zijn standaardscores (stanine-scores) beschikbaar. Deze maken het mogelijk om scores van verschillende patiënten te vergelijken. De standaardscores zijn gebaseerd op de gezonde controlegroep (n = 164). Informatie over deze steekproef staat beschreven in ▶par. 2.1.3 van deze handleiding. Het omzetten van een ruwe score in een genormeerde score is mogelijk via bijlage A.

3.4 Casuïstiek

Onderstaande casus betreft een man van 51 jaar met een universitaire studie als opleidingsachtergrond. Twee jaar nadat hij een beroerte heeft gehad, blijkt hij een amnestische afasie te hebben, waarbij lichte woordvindproblemen op de voorgrond staan.

Zijn testresultaten zijn op dat moment:
- Token Test: goedscore 16,5/36 (matig ernstige afasie);
- PALPA-49 HV (hoogvoorstelbaar): 14/15 (geen stoornis);
- PALPA-49 LV (laagvoorstelbaar): 13/15 (geen stoornis);
- SAT-verbaal: 26/30 (geen stoornis).

Op de TRACE behaalt de patiënt de volgende score: 20/30. Deze ruwe score wordt met behulp van de normtabellen omgezet in een genormeerde score. Hieruit blijkt dat een ruwe score van 20, vergeleken met gezonde personen met dezelfde achtergrond (leeftijd 50–54 jaar, universitair geschoold), geïnterpreteerd kan worden als zeer laag. Vergeleken met andere afasiepatiënten met een universitaire achtergrond is een ruwe score van 20 eveneens aan de lage kant. Deze patiënt klaagt er dan ook over dat hij gesprekken over algemene actuele onderwerpen niet goed kan volgen. Dit geldt ook voor het nieuws. Het lezen van de krant levert ook problemen op.

Bij deze patiënt werd geen stoornis gevonden in de semantische associatietaken van de PALPA en in de SAT. De TRACE gaf echter wel een stoornis aan, hetgeen overeenkomt met zijn klachten. De Token Test werd relatief slecht uitgevoerd.

Bijlagen

Bijlage A – Normtabellen – 30

Bijlage B – Scoreverdeling items TRACE – 38

Bijlage C – Frequentieverdeling in de groep afatici en de groep gezonden – 39

Literatuur – 41

Bijlage A – Normtabellen

	Tabel A.1	Normtabellen 40–69 jaar.			
		leeftijdscategorie	*40–44 jaar*		
ruwe score		*opleidingsniveau*	laag	middel	hoog
0–16			laag–zeer laag		
17			laag–zeer laag		
18			laag–zeer laag		
19			laag–zeer laag		
20			benedengemiddeld	laag–zeer laag	laag–zeer laag
21			benedengemiddeld	laag–zeer laag	laag–zeer laag
22			gemiddeld	laag–zeer laag	laag–zeer laag
23			gemiddeld	benedengemiddeld	laag–zeer laag
24			gemiddeld	benedengemiddeld	laag–zeer laag
25			gemiddeld	gemiddeld	benedengemiddeld
26			gemiddeld	gemiddeld	benedengemiddeld
27			gemiddeld	gemiddeld	gemiddeld
28			bovengemiddeld	gemiddeld	gemiddeld
29			hoog–zeer hoog	bovengemiddeld	gemiddeld
30			hoog–zeer hoog		

Bijlage A – Normtabellen

Tabel A.1 Vervolg.

ruwe score	leeftijdscategorie opleidingsniveau	45–49 jaar laag	middel	hoog
0–16		laag–zeer laag		
17		laag–zeer laag		
18		laag–zeer laag		
19		laag–zeer laag		
20		benedengemiddeld	laag–zeer laag	laag–zeer laag
21		benedengemiddeld	laag–zeer laag	laag–zeer laag
22		gemiddeld	benedengemiddeld	laag–zeer laag
23		gemiddeld	benedengemiddeld	laag–zeer laag
24		gemiddeld	gemiddeld	laag–zeer laag
25		gemiddeld	gemiddeld	benedengemiddeld
26		gemiddeld	gemiddeld	benedengemiddeld
27		gemiddeld	gemiddeld	gemiddeld
28		bovengemiddeld	gemiddeld	gemiddeld
29		hoog–zeer hoog	bovengemiddeld	gemiddeld
30		hoog–zeer hoog		

ruwe score	leeftijdscategorie opleidingsniveau	50–54 jaar laag	middel	hoog
0–16		laag–zeer laag		
17		laag–zeer laag		
18		laag–zeer laag		
19		benedengemiddeld	laag–zeer laag	laag–zeer laag
20		benedengemiddeld	laag–zeer laag	laag–zeer laag
21		benedengemiddeld	laag–zeer laag	laag–zeer laag
22		gemiddeld	benedengemiddeld	laag–zeer laag
23		gemiddeld	benedengemiddeld	laag–zeer laag
24		gemiddeld	gemiddeld	benedengemiddeld
25		gemiddeld	gemiddeld	benedengemiddeld
26		gemiddeld	gemiddeld	gemiddeld
27		bovengemiddeld	gemiddeld	gemiddeld
28		bovengemiddeld	gemiddeld	gemiddeld
29		hoog–zeer hoog	bovengemiddeld	gemiddeld
30		hoog–zeer hoog		

Tabel A.1 Vervolg.

ruwe score	opleidingsniveau	leeftijdscategorie laag	55–59 jaar middel	hoog
0–16		laag–zeer laag		
17		laag–zeer laag		
18		laag–zeer laag		
19		benedengemiddeld	laag–zeer laag	laag–zeer laag
20		benedengemiddeld	laag–zeer laag	laag–zeer laag
21		gemiddeld	benedengemiddeld	laag–zeer laag
22		gemiddeld	benedengemiddeld	laag–zeer laag
23		gemiddeld	benedengemiddeld	laag–zeer laag
24		gemiddeld	gemiddeld	benedengemiddeld
25		gemiddeld	gemiddeld	benedengemiddeld
26		gemiddeld	gemiddeld	gemiddeld
27		bovengemiddeld	gemiddeld	gemiddeld
28		bovengemiddeld	gemiddeld	gemiddeld
29		hoog–zeer hoog	bovengemiddeld	gemiddeld
30		hoog–zeer hoog		

ruwe score	opleidingsniveau	leeftijdscategorie laag	60–64 jaar middel	hoog
0–16		laag–zeer laag		
17		laag–zeer laag		
18		benedengemiddeld	laag–zeer laag	laag–zeer laag
19		benedengemiddeld	laag–zeer laag	laag–zeer laag
20		benedengemiddeld	laag–zeer laag	laag–zeer laag
21		gemiddeld	benedengemiddeld	laag–zeer laag
22		gemiddeld	benedengemiddeld	laag–zeer laag
23		gemiddeld	gemiddeld	benedengemiddeld
24		gemiddeld	gemiddeld	benedengemiddeld
25		gemiddeld	gemiddeld	benedengemiddeld
26		gemiddeld	gemiddeld	gemiddeld
27		bovengemiddeld	gemiddeld	gemiddeld
28		bovengemiddeld	gemiddeld	gemiddeld
29		hoog–zeer hoog	bovengemiddeld	gemiddeld
30		hoog–zeer hoog		

Bijlage A – Normtabellen

Tabel A.1 Vervolg.

ruwe score	opleidingsniveau	leeftijdscategorie laag	65–69 jaar middel	hoog
0–16		laag–zeer laag		
17		benedengemiddeld	laag–zeer laag	laag–zeer laag
18		benedengemiddeld	laag–zeer laag	laag–zeer laag
19		benedengemiddeld	laag–zeer laag	laag–zeer laag
20		gemiddeld	benedengemiddeld	laag–zeer laag
21		gemiddeld	benedengemiddeld	laag–zeer laag
22		gemiddeld	benedengemiddeld	laag–zeer laag
23		gemiddeld	gemiddeld	benedengemiddeld
24		gemiddeld	gemiddeld	benedengemiddeld
25		gemiddeld	gemiddeld	gemiddeld
26		gemiddeld	gemiddeld	gemiddeld
27		bovengemiddeld	gemiddeld	gemiddeld
28		bovengemiddeld	gemiddeld	gemiddeld
29		hoog–zeer hoog	bovengemiddeld	gemiddeld
30		hoog–zeer hoog		

Tabel A.2 Normtabellen 70–89 jaar.

ruwe score	leeftijdscategorie opleidingsniveau	70–74 jaar laag	middel	hoog
0–12		laag–zeer laag		
13		laag–zeer laag		
14		laag–zeer laag		
15		laag–zeer laag		
16		benedengemiddeld	laag–zeer laag	laag–zeer laag
17		benedengemiddeld	laag–zeer laag	laag–zeer laag
18		benedengemiddeld	laag–zeer laag	laag–zeer laag
19		gemiddeld	benedengemiddeld	laag–zeer laag
20		gemiddeld	benedengemiddeld	laag–zeer laag
21		gemiddeld	benedengemiddeld	laag–zeer laag
22		gemiddeld	gemiddeld	benedengemiddeld
23		gemiddeld	gemiddeld	benedengemiddeld
24		gemiddeld	gemiddeld	gemiddeld
25		gemiddeld	gemiddeld	gemiddeld
26		gemiddeld	gemiddeld	gemiddeld
27		bovengemiddeld	gemiddeld	gemiddeld
28		hoog–zeer hoog	bovengemiddeld	gemiddeld
29		hoog–zeer hoog	bovengemiddeld	gemiddeld
30		hoog–zeer hoog		

Tabel A.2 Vervolg.

	leeftijdscategorie	75–79 jaar		
ruwe score	opleidingsniveau	laag	middel	hoog
0–12		laag–zeer laag		
13		laag–zeer laag		
14		laag–zeer laag		
15		laag–zeer laag		
16		benedengemiddeld	laag–zeer laag	laag–zeer laag
17		benedengemiddeld	laag–zeer laag	laag–zeer laag
18		gemiddeld	benedengemiddeld	laag–zeer laag
19		gemiddeld	benedengemiddeld	laag–zeer laag
20		gemiddeld	benedengemiddeld	laag–zeer laag
21		gemiddeld	gemiddeld	benedengemiddeld
22		gemiddeld	gemiddeld	benedengemiddeld
23		gemiddeld	gemiddeld	benedengemiddeld
24		gemiddeld	gemiddeld	gemiddeld
25		gemiddeld	gemiddeld	gemiddeld
26		bovengemiddeld	gemiddeld	gemiddeld
27		bovengemiddeld	gemiddeld	gemiddeld
28		hoog–zeer hoog	bovengemiddeld	gemiddeld
29		hoog–zeer hoog	hoog–zeer hoog	bovengemiddeld
30		hoog–zeer hoog		

Tabel A.2 Vervolg.

ruwe score	leeftijdscategorie opleidingsniveau	80–84 jaar laag	middel	hoog
0–12		laag–zeer laag		
13		laag–zeer laag		
14		benedengemiddeld	laag–zeer laag	laag–zeer laag
15		benedengemiddeld	laag–zeer laag	laag–zeer laag
16		benedengemiddeld	laag–zeer laag	laag–zeer laag
17		benedengemiddeld	benedengemiddeld	laag–zeer laag
18		gemiddeld	benedengemiddeld	laag–zeer laag
19		gemiddeld	benedengemiddeld	laag–zeer laag
20		gemiddeld	gemiddeld	benedengemiddeld
21		gemiddeld	gemiddeld	benedengemiddeld
22		gemiddeld	gemiddeld	benedengemiddeld
23		gemiddeld	gemiddeld	gemiddeld
24		gemiddeld	gemiddeld	gemiddeld
25		gemiddeld	gemiddeld	gemiddeld
26		bovengemiddeld	gemiddeld	gemiddeld
27		bovengemiddeld	gemiddeld	gemiddeld
28		hoog–zeer hoog	bovengemiddeld	gemiddeld
29		hoog–zeer hoog	hoog–zeer hoog	bovengemiddeld
30		hoog–zeer hoog		

Tabel A.2 Vervolg.

ruwe score	opleidingsniveau	leeftijdscategorie 85–89 jaar laag	middel	hoog
0–12		laag–zeer laag		
13		benedengemiddeld	laag–zeer laag	laag–zeer laag
14		benedengemiddeld	laag–zeer laag	laag–zeer laag
15		benedengemiddeld	laag–zeer laag	laag–zeer laag
16		benedengemiddeld	benedengemiddeld	laag–zeer laag
17		gemiddeld	benedengemiddeld	laag–zeer laag
18		gemiddeld	benedengemiddeld	laag–zeer laag
19		gemiddeld	gemiddeld	benedengemiddeld
20		gemiddeld	gemiddeld	benedengemiddeld
21		gemiddeld	gemiddeld	benedengemiddeld
22		gemiddeld	gemiddeld	gemiddeld
23		gemiddeld	gemiddeld	gemiddeld
24		gemiddeld	gemiddeld	gemiddeld
25		bovengemiddeld	gemiddeld	gemiddeld
26		bovengemiddeld	gemiddeld	gemiddeld
27		hoog–zeer hoog	bovengemiddeld	gemiddeld
28		hoog–zeer hoog	bovengemiddeld	gemiddeld
29		hoog–zeer hoog	hoog–zeer hoog	bovengemiddeld
30		hoog–zeer hoog		

Bijlage B – Scoreverdeling items TRACE

Tabel B.1 Scoreverdeling items TRACE.

TRACE-item	afatici (n = 42)	AD-patiënten (n = 23)	gezonde controles (n = 164)	afatici	AD-patiënten	gezonde controles	afatici	AD-patiënten	gezonde controles
	% goede antwoord			% semantisch verwante afleider			% semantisch ongerelateerde afleider		
1	66,7	60,9	82,3	33,3	34,8	17,7	0	4,3	0
2	76,2	91,3	91,4	19,0	0	7,9	4,8	8,7	0,6
3	90,5	87,0	84,8	9,5	13,0	14,6	0	0	0,6
4	85,7	60,9	87,2	7,1	13,0	7,3	7,1	26,1	5,5
5	85,7	78,3	94,5	11,9	17,4	4,3	2,4	4,3	1,2
6	59,5	47,8	64,0	38,1	39,1	34,1	2,4	13,0	1,8
7	81,0	73,9	87,2	19,0	26,1	12,2	0	0	0,6
8	54,8	47,8	81,6	45,2	52,2	17,7	0	0	0,6
9	64,3	56,5	78,7	19,0	26,1	12,2	16,7	17,4	9,1
10	71,4	43,5	70,1	28,6	47,8	28,0	0	8,7	1,8
11	85,7	43,5	84,1	14,3	43,5	15,9	0	13,0	0
12	92,9	87,0	93,3	4,8	13,0	5,5	2,4	0	1,2
13	52,4	34,8	79,3	42,9	60,9	19,5	4,8	4,3	1,2
14	73,8	60,9	81,7	14,3	26,1	15,2	11,9	13,0	3,0
15	85,7	69,6	87,2	14,3	30,4	12,8	0	0	0
16	71,4	52,2	78,7	28,6	47,8	21,3	0	0	0
17	88,1	69,6	65,9	9,5	21,7	31,1	2,4	8,7	3,0
18	69,0	56,5	88,4	28,6	39,1	9,8	2,4	4,3	1,8
19	45,2	56,5	73,8	47,6	34,8	25,6	7,1	8,7	0,6
20	40,5	39,1	64,6	57,1	60,9	31,1	2,4	0	4,3
21	71,4	56,5	77,4	28,6	43,5	21,3	0	0	1,2
22	81,0	52,2	73,2	19,0	26,1	25,6	0	21,7	1,2
23	59,5	52,2	67,1	38,1	39,1	30,5	2,4	8,7	2,4
24	76,2	30,4	84,8	14,3	56,5	12,2	9,5	13,0	3,0
25	81,0	52,2	82,9	16,7	47,8	17,1	2,4	0	0
26	81,0	56,5	86,0	16,7	30,4	13,4	2,4	13,0	0,6
27	57,1	43,5	81,7	38,1	52,2	18,3	4,8	4,3	0
28	59,5	43,5	72,0	26,2	43,5	21,3	14,3	13,0	6,7
29	64,3	43,5	73,8	28,6	43,5	20,1	7,1	13,0	6,1
30	52,4	65,2	68,9	33,3	26,1	28,0	14,3	8,7	3,0

Bijlage C – Frequentieverdeling in de groep afatici en de groep gezonden

Tabel C.1 Frequentieverdeling afatici.

goedscore	frequentie	%	cumulatieve %
28	6	10,2	10,2
26	5	8,5	18,6
25	5	8,5	27,1
24	4	6,8	33,9
23	2	3,4	37,3
22	2	3,4	40,7
21	3	5,1	45,8
20	5	8,5	54,2
19	6	10,2	64,4
18	4	6,8	71,2
17	3	5,1	76,3
16	2	3,4	79,7
15	3	5,1	84,7
13	2	3,4	88,1
12	2	3,4	91,5
10	2	3,4	94,9
6	2	3,4	98,3
5	1	1,7	100,0
Totaal	**59**	**100**	**100**

Tabel C.2 Frequentieverdeling gezonden.

goedscore	frequentie	%	cumulatieve %
30	9	5,5	5,5
29	18	11,0	16,5
28	17	10,4	26,8
27	20	12,2	39,0
26	17	10,4	49,4
25	13	7,9	57,3
24	10	6,1	63,4
23	9	5,5	68,9
22	6	3,7	72,6
21	6	3,7	76,2
20	7	4,3	80,5
19	1	0,6	81,1
18	5	3,0	84,1
17	7	4,3	88,4
16	4	2,4	90,9
15	6	3,7	94,5
14	4	2,4	97,0
13	1	0,6	97,6
11	2	1,2	98,8
10	1	0,6	99,4
9	1	0,6	100,0
Totaal	**164**	**100**	**100**

Literatuur

Allen, M. J., & Yen, W. M. (1979). *Introduction to measurement theory*. Monterey, CA: Brooks/Cole Publishing Company.

Bastiaanse, R., Bosje, M., & Visch-Brink, E.G. (1995). Psycholinguïstische Testbatterij voor de Taalverwerking van Afasiepatiënten (PALPA). Nederlandse bewerking van: J. Kay, R. Lesser, & M. Coltheart (1992). *Psycholinguistic Assessments of Language Processing in Aphasia*. Hove: Lawrence Erlbaum Associates Ltd.

Breedin, S. D., Saffran, E. M., & Coslett, H. B. (1994). Reversal of the concreteness effect in a patient with semantic dementia. *Cognitive Neuropsychology, 11*, 617–660.

Crutch, S. J., & Warrington, E. K. (2005). Abstract and concrete concepts have structurally different representational frameworks. *Brain, 128*, 615–627.

Crutch, S. J., & Warrington, E. K. (2010). The differential dependence of abstract and concrete words upon associative and similarity-based information: Complementary semantic inference and facilitation effects. *Cognitive Neuropsychology, 48*, 2120–2129.

De Renzi, E., & Faglioni, P. (1978). Normative data and screening power of a shortened version of the Token Test. *Cortex 14*, 41–49.

Folstein, M.F., Folstein, S.F., & McHugh, P.R. (1975). 'Mini-Mental State': a practical method for grading the cognitive state of patients for the clinician. *Journal of Psychiatric Research, 12*, 189–198.

Graetz, P., Bleser, R. De, & Willmes, K. (1992). *Akense afasie test*. Lisse: Swets & Zeitlinger.

Howard, D., & Patterson, K. E. (1992). *Pyramids and Palm Trees Test: A test of semantic access from words and pictures*. Bury St. Edmonds: Thames Valley Company.

Kaplan, E., Goodglass, H., & Weintraub, S. (1983). *The Boston Naming Test*. Philadelphia: Lea & Febiger.

Kemmerer, D., & Tranel, D. (2000). Verb retrieval in brain-damaged subjects: 2. Analysis of errors. *Brain and Language, 73*(3), 393–420.

Koedoot, C. (2006). *De semantische verwerking van abstracte woorden*. Scriptie Spraak-Taalpathologie: Radboud Universiteit Nijmegen.

Kremin, H., Lorenz, A., Wilde, M. de, Perrier, D., Arabia, C., Labonde, E., & Buitoni, C-L. (2003). The relative effects of imageability and age-of-acquisition on aphasic misnaming. *Brain and Language 87*, 33–34.

Levelt, W. J. M. (1993). *Speaking: From intention to articulation*. Cambridge, MA: MIT Press.

Loon-Vervoorn, W. A. van (1985). *Voorstelbaarheidswaarden van Nederlandse woorden: 4600 substantieven, 1000 verba en 500 adjectieven*. Swets & Zeitlinger.

Marshall, J., Pring, T., Chiat, S., & Robson, J. (1996). Calling a salad a federation: An investigation of semantic jargon. Part I – Nouns. *Journal of Neurolinguistics, 9*, 237–250.

McCarthy, R. A., & Warrington, E. K. (1994). Disorders of semantic memory. *Philosophical transactions of the Royal Society of London. Series B, Biological sciences, 346*, 89–96.

Nationaal Kompas Volksgezondheid (2014). *Onderwijsdeelname: Indeling opleidingsniveau*. Geraadpleegd op 2 mei 2016, van ▶ http://www.nationaalkompas.nl/bevolking/scholing-en-opleiding/indeling-opleidingsniveau/

Nickels, L., & Howard, D. (1995). Aphasic naming: what matters? *Neuropsychologia, 33*(10), 1281–1303.

Saffran, E.M., & Sholl, A. (1998). Clues to the functional and neural architecture of word meaning. In: Brown, C.M. & Hagoort, P.H. (1998). *The neurocognition of language*. Oxford: Oxford University Press.

Swinburn, K., Porter, G., & Howard, D. (2004). *Comprehensive Aphasia Test*. Hove, East Sussex: Psychology Press, Taylor & Francis Group.

Visch-Brink, E.G., Sandt-Koenderman, W.M.E. van de, & El Hachioui, H.E. (2010). *ScreeLing*. Houten: Bohn Stafleu van Loghum.

Visch-Brink, E.G., Stronks, D.L., & Denes, G. (2005). *De semantische associatie test*. Harcourt Test Publishers.

Visch-Brink, E.G., Vandenborre, D., De Smet, H., & Mariën, P. (2014). *CAT-NL*. Amsterdam: Pearson. Nederlandstalige bewerking van K. Swinburn, G. Porter, D. Howard (2004). *Comprehensive Aphasia Test*. Abingdon: Psychology Press.

Warrington, E. K., & Shallice, T. (1984). Category specific semantic impairments. *Brain and Language, 107*, 829–854.

GPSR Compliance

The European Union's (EU) General Product Safety Regulation (GPSR) is a set of rules that requires consumer products to be safe and our obligations to ensure this.

If you have any concerns about our products, you can contact us on

ProductSafety@springernature.com

In case Publisher is established outside the EU, the EU authorized representative is:

Springer Nature Customer Service Center GmbH
Europaplatz 3
69115 Heidelberg, Germany